CONTRIBUTION

A L'HISTOIRE DES RUPTURES ARTÉRIELLES

ET DES

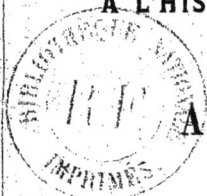

ANÉVRISMES DIFFUS

MÉMOIRE

LU A LA SOCIÉTÉ DE MÉDECINE ET DE CHIRURGIE DE LA ROCHELLE

PAR

LE DOCTEUR GUSTAVE DROUINEAU,

EX-MÉDECIN MILITAIRE.

AVEC PLANCHE.

LA ROCHELLE

Imprimerie de Mme Z. Drouineau, rue Grosse-Horloge, 6.

1869

CONTRIBUTION

A L'HISTOIRE DES RUPTURES ARTÉRIELLES

ET DES

ANÉVRISMES DIFFUS

MÉMOIRE

LU A LA SOCIÉTÉ DE MÉDECINE ET DE CHIRURGIE DE LA ROCHELLE

PAR

LE DOCTEUR GUSTAVE DROUINEAU,

EX-MÉDECIN MILITAIRE.

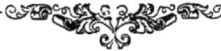

AVEC PLANCHE.

LA ROCHELLE

Imprimerie de Mme Z. Drouineau, rue Grosse-Horloge, 6.

1869

CONTRIBUTION

A L'HISTOIRE DES RUPTURES ARTÉRIELLES

et des

ANÉVRISMES DIFFUS

ANÉVRISME DIFFUS DU TRONC TIBIO-PÉRONIÈR.

Les difficultés sont quelquefois grandes en chirurgie comme en médecine, lorsqu'il s'agit de préciser une lésion profonde et qui ne se traduit pour le clinicien que par des symptômes généraux communs à de nombreuses affections.

Ces cas sont à la fois graves et rares, et l'importance qu'ils acquièrent par cela même, constitue, pour ainsi dire, l'obligation d'en relater l'histoire complète, afin qu'il soit possible d'y chercher pour l'avenir un enseignement et un progrès.

Obéissant à ce principe, je relaterai ici un cas grave d'anévrisme diffus de la jambe qui s'est présenté à l'Hospice civil de la Rochelle, et dont j'ai été témoin. L'étude de ce cas particulier touche à des questions scientifiques d'un grand intérêt, surtout au point de vue du diagnostic chirurgical des ruptures artérielles et des anévrismes diffus.

Riu, Jean-Paul, âgé de 49 ans, journalier, allumeur de gaz, né à Aoust (Ariége), entra à l'Hòpital civil de La Rochelle le 27 novembre 1868. Malade depuis dix-neuf jours, il reçut les soins d'un médecin de la ville qui, croyant à une *phlébite* profonde, le traita par les moyens appropriés : sangsues, vésicatoires, collodion, etc., etc. Les douleurs qu'il ressentait étaient très-vives et venaient comme *des crises* (ainsi disait le malade).

A son entrée à l'hòpital, il fut placé dans le service de M. le D^r. P. Drouineau ; la jambe droite était considérablement tuméfiée, l'œdème général mais plus prononcé à la partie inférieure du membre ; les douleurs, vives, répondaient au mollet ; la peau n'avait point changé d'aspect.

L'état général n'offre rien de saillant, le malade tousse peu, son teint est blême, l'appétit manque, le pouls est petit mais non fébrile.

Interrogé sur les circonstances premières de sa maladie, le malade raconte qu'autrefois il a eu des douleurs (probablement rhumatismales), qui ont disparu avec des frictions et de l'huile camphrée ; mais récemment, en faisant sa tournée de ville pour allumer les becs de gaz, il sentit une douleur vive depuis la plante du pied jusqu'au jarret ; la marche devint alors tellement douloureuse qu'il s'arrêta au corps de garde de police de l'Hôtel-de-Ville, et après s'être réchauffé près du poêle, il put reprendre sa route ; le même phénomène se reproduisit dans le parcours qui lui restait à faire, mais moins intense cependant et il put regagner son domicile.

Les antécédents de ce malade sont assez obscurs : il a été soldat, a souvent couché sur la terre ; il était, a-t-il dit, médiocrement buveur et n'a point eu la syphilis. Il est marié depuis longtemps et père de famille.

En présence des symptômes que présente le malade à son entrée à l'hôpital, le premier examen de la jambe laisse dans l'esprit de MM. P. Drouineau, Mallet et Meyer, chirurgiens du service, quelque indécision sur la nature et la cause de l'affection.

Mais celle-ci présentant l'apparence possible d'un phlegmon profond, des frictions sont faites avec onguent mercuriel et cérat opiacé sur tout le membre qui, en outre, est enveloppé de couches de ouate et de cataplasmes émollients. A l'intérieur, vin de quinquina, alimentation légère.

Les jours suivants amènent peu de changements dans l'état du malade. Celui-ci a, de temps à autre, ce qu'il appelle des crises ; et alors il souffre beaucoup en quelques points du mollet. En dehors de ces crises, il ne se plaint pas. A quelques jours de là, les symptômes paraissent s'amender ; la jambe qui, au début, mesurait 38 centimètres de circonférence, ne donne plus que 36 centimètres, l'œdème est toujours prononcé, mais la tension semble moins considérable et les crises sont moins fréquentes.

Cette amélioration n'a pas de durée ; le volume de la jambe augmente de nouveau et le membre mesure encore 38 centimètres, la peau, toujours fortement tendue, rougit à la partie postérieure et inférieure du mollet ; l'œdème est très-considérable ; on sent avec quelque peine, à la partie externe, sinon une fluctuation, du moins un choc transmis ; la chaleur est modérée, et la main, se promenant sur les différentes parties de la jambe, ne perçoit aucun battement, ni aucune sensation particulière.

En présence de cette aggravation de symptômes, M. Drouineau, avec l'avis de MM. Mallet et Meyer, fait, le 11 décembre, au niveau de la partie inférieure du mollet et un peu en dedans de l'interstice des jumeaux, une ponction avec un trocart explorateur ; une incision d'un centimètre est faite à la peau ; mais le trocart explorateur ne donne issue à aucun liquide ; cependant le sentiment de la résistance vaincue indique bien que l'instrument est arrivé dans un milieu anormal ; un trocart d'une petite dimension est substitué au trocart explorateur sans donner de meilleurs résultats ; un stylet mousse, passé par la canule de ce trocart, donne des sensations particulières, il se promène non dans une cavité, mais dans un milieu peu résistant, s'étendant à la partie supérieure du mollet et latéralement.

Une seconde épreuve est recommencée le 12 décembre dans les mêmes conditions, mais plus haut et plus en dedans, elle donne les mêmes résultats.

Ces ponctions exploratrices ont pour conséquence de faire rejeter toute idée de phlegmon diffus et de rendre plus évidente la possibilité d'une tumeur sanguine, enkystée ou non, en grande partie formée de caillots non organisés et peu résistants. Conduit par cette idée, M. P. Drouineau, avec l'aide de MM. Meyer et Mallet, se décide à pratiquer une incision couche par couche pour pouvoir mettre à nu ce caillot.

Cette incision est pratiquée le 13 décembre à la partie moyenne de la jambe et un peu en dedans. Elle comprend la peau, l'aponévrose d'enveloppe, la couche musculaire superficielle fort peu épaisse et fait découvrir un caillot sanguin noirâtre sans consistance, que le doigt détache sans effort par fragments qui sont amenés au dehors. L'incision donne très-peu de sang. Le membre est ensuite lavé, et pour remplacer le drap d'alèze taché et souillé, un aide soulève le membre, et dans ce mouvement, une hémorrhagie a lieu, assez considérable et en nappe ; la compression de la crurale à la partie supérieure de la cuisse la fait immédiatement cesser.

Mais cette hémorrhagie était l'indice révélateur d'une lésion artérielle profonde, sans doute anévrismale, cause première de tous les désordres.

Un tourniquet est provisoirement placé à la partie inférieure de la cuisse et l'on décide qu'une opération sera nécessaire dans la journée même.

Le malade, prévenu de la gravité de son mal, refuse malheureusement une opération devenue urgente et veut attendre jusqu'au lendemain. La compression est maintenue, et la plaie tamponnée et recouverte de compresses.

Dans la nuit, un écoulement de sang assez abondant a lieu, le tourniquet s'étant sans doute déplacé.

Le lendemain 14 décembre, le médecin qui avait donné les premiers soins au malade est appelé par ses confrères pour joindre son influence à la leur, afin d'obtenir du malade qu'il se décide à une opération. Soins superflus ! Cependant, dans le courant de la journée, il consent, dit-il, seulement à la ligature ; mais déjà il a éprouvé du frisson, la fièvre s'allume avec délire, l'opération devient impossible.

Le 15 au matin, la volonté de la veille s'est enfuie, et en même temps le pouls devient plus faible, la peau de la jambe présente, par endroits, des symptômes fâcheux de sphacèle, et le malade, refusant toute intervention chirurgicale, succombe dans la nuit du 15 au 16.

Le 16, à trois heures, quatorze heures après la mort, je fais l'autopsie du membre, en présence de MM. P. Drouineau, Meyer et Mallet.

Après avoir disséqué la peau, le jumeau externe et l'aponévrose qui recouvre le soléaire, on tombe sur un magma putride et noirâtre. Le muscle soléaire décomposé est sans consistance et forme une bouillie qui ne peut se distinguer des masses noirâtres (caillots sanguins décomposés) qu'il recouvre. Après avoir enlevé, par des lavages et à l'aide d'une spatule, une partie de cette bouillie noirâtre, nous trouvons des masses plus consistantes toujours de même couleur et que la spatule détache encore assez facilement. Mais voyant l'impossibilité de découvrir les vaisseaux au milieu de cette cavité, nous remontons au creux poplité. Recherchant l'artère poplitée, nous la suivons avec le plus grand soin depuis le sommet de la région jusqu'au moment où cette artère passe sous l'arcade du soléaire et devient tibio-péronière. Nous l'isolons de la veine, et la poursuivant dans son trajet, nous découvrons une solution de continuité complète du tronc tibio-péronier dont les bords sont irréguliers et frangés. Nous trouvons ensuite, dans les interstices musculaires les vaisseaux, petits, d'une couleur brunâtre (imbibition), comme atrophiés, et se distinguant difficilement les uns des autres. Nous enlevons cette portion des vaisseaux pour achever la préparation de cette pièce anatomo-pathologique que je mets sous vos yeux ainsi que le dessin que j'en ai fait à l'époque où elle était encore fraîche et dans la crainte qu'elle ne se conservât pas.

Deux choses importantes sont à considérer dans cette pièce : l'artère et le caillot fibrineux qui existe au niveau de la rupture artérielle. (*)

Le bout supérieur A de l'artère ne présente de remarquable que son extrémité inférieure ; l'artère est perméable dans toute son étendue ; mais l'extrémité inférieure est irrégulière, ses bords sont taillés à pic, comme ulcérés.

Une portion de l'enveloppe fibreuse artérielle, renforcée sans doute de la gaine vasculaire I , retient cette extrémité inférieure et relie entre eux les bouts supérieur et inférieur de l'artère. Dans cette sorte de membrane fibreuse vient s'aboucher , par une ouverture filiforme , une branche artérielle B (artère tibiale antérieure.)

L'extrémité inférieure rougeâtre par imbibition, déprimée, atrophiée, est complètement imperméable à son ouverture supérieure, et celle-ci fait corps avec la membrane fibreuse qui relie les deux bouts artériels.

(*) Voir la planche.

Les caillots fibrineux qui existent au niveau de la rupture G H méritent aussi l'attention. Ils semblent formés de fibrine pure, leur consistance est homogène, la partie interne concave est lisse, ils sont libres. Ce caillot, plus volumineux au moment de la préparation, s'est séparé sous un courant d'eau assez faible des parties moins denses, et les portions résistantes seules se sont conservées.

On ne trouve, à proprement parler, aucune trace de sac anévrismal.

Les veines et les nerfs n'offrent rien de particulier.

Les résultats de l'autopsie nous révèlent donc d'une manière bien complète la nature de l'affection à laquelle a succombé le malade, et nous pouvons sans hésitation, je crois, affirmer que nous avons affaire à une rupture artérielle et à un anévrisme diffus du tronc tibio-péronier.

Les anévrismes artériels spontanés des artères tibiale, péronière sont très-rares, dit FOLLIN (*), et il ajoute qu'ils n'ont guère été constatés que sur des malades déjà atteints d'affection du cœur ou des gros troncs artériels; mais les anévrismes diffus spontanés de ces mêmes artères, et non suite de blessures, sont encore plus rares, et c'est à peine si on pourrait citer quatre ou cinq faits de ce genre dans la science. L'histoire de ces anévrismes diffus est donc obscure, et c'est pour cela qu'il importe, je crois, de mettre en relief chaque cas particulier, afin d'arriver plus tard à en tirer un enseignement.

En présence des désordres constatés par l'autopsie, il est facile de comprendre qu'au point de vue thérapeutique, cette affection offre peu de ressources, et le fait de ce malade vient en tous points confirmer l'opinion de M. Léon LE FORT, quand il dit:

(*) *Traité de Pathologie externe.*

« L'anévrisme diffus se distingue donc complètement de l'ané-
« vrisme circonscrit par sa gravité et par l'incertitude de la théra-
« peutique. La ligature, comme la compression indirecte réus-
« sissent dans des cas tout-à-fait exceptionnels, et l'on est souvent
« obligé d'en venir à l'*ultima ratio* de la chirurgie : l'amputation.
« C'est une ressource de nécessité dans certains cas d'anévrisme
« diffus largement étendus, dans lesquels le sang s'infiltre dans
« toute l'épaisseur du membre, surtout lorsque l'apparition de
« phénomènes inflammatoires fait craindre de voir l'inflammation
« s'emparer d'une vaste poche renfermant des caillots difficiles à
« évacuer et un liquide facilement putrescible, dans ces circons-
« tances. » (*)

Tel était le cas.

Mais à défaut d'indication thérapeutique à en retirer, cette ob-
servation offre un grand intérêt au point de vue du diagnostic et
de l'appareil symptomatique.

Au début, cette affection fut prise pour une plébite spontanée ;
n'ayant pas assisté aux premiers développements de la maladie,
il ne nous appartient pas de rechercher sur quels symptômes se
fondait le diagnostic de notre confrère ; mais à son entrée à l'hôpital, le malade n'offrait aucun signe de nature à faire soupçonner
une affection de ce genre. (**)

Le phénomène initial de la maladie, cette douleur vive, partant
de la plante du pied et remontant au mollet, pouvait faire croire à
une rupture musculaire ou tendineuse amenant avec elle un
épanchement sanguin.

(*) *Dictionnaire encyclopédique*, art. Anévrisme, Léon Le Fort.

(**) Les renseignements qui nous ont été fournis depuis, nous ont appris que les douleurs
vives et atroces ressenties par le malade au niveau du mollet, firent supposer tout d'abord
une affection de nature névralgique ; contre laquelle furent dirigés les vésicatoires ; puis les
douleurs se déplaçant et occupant la partie inférieure de la jambe et la plante du pied, une
phlébite parût possible, et cette hypothèse fit employer les sangsues, le collodion, etc.

Les ruptures tendineuses de la jambe, avec cette sensation ca-
ractéristique du *coup de fouet*, ne sont pas en effet très-rares ;
en se compliquant d'épanchement sanguin, une semblable lésion
pouvait donner lieu aux différents symptômes observés chez le
malade.

Cette sensation particulière n'est certainement pas un symp-
tôme constant des affections anévrismales de la jambe ; mais elle
se rencontre assez souvent pour éveiller désormais l'attention.

Dans deux observations publiées par FOLLIN (*), on trouve en
effet à peu près le même début que chez notre malade.

Un de ces cas a quelque analogie avec celui qui nous occupe ;
je le citerai en entier :

« Un homme d'une cinquantaine d'années souffrait, depuis
« dix ans, d'une sciatique, lorsqu'il sentit subitement en mar-
« chant un poids très-lourd et une atroce douleur le long du
« tendon d'Achille gauche, comme si ce tendon s'était rompu.
« Deux jours plus tard on constatait, à la partie interne et
« moyenne de la jambe gauche, une petite tumeur dure, dou-
« loureuse, qui était placée dans les interstices des jumeaux.
« Peu à peu tout le mollet fut envahi, le mouvement de la jambe
« devint impossible en même temps que la douleur était fort
« vive et que la santé générale devenait mauvaise. Le mollet
« du côté malade mesurait 11 cent. de plus que celui du côté
« sain, et si l'on exerçait sur lui quelque pression, on constatait
« seulement une grande résistance, mais ni pulsations ni fluc-
« tuation. Le pied était aussi le siége d'un léger œdême. Mais
« en plaçant l'oreille sur le mollet, on découvrit le long de l'ar-
« tère tibiale antérieure un très-fort bruit de souffle qu'on inter-
« rompait par la compression de la fémorale et de la poplitée. »

(*) *Pathologie externe*, 2e vol., 1re partie, p. 510.

Dans le second cas rapporté par SIDEY, c'est un homme de soixante-deux ans qui éprouva dans le mollet de la jambe droite une violente douleur qui s'étendait au pied et aux orteils et qu'il crut être une attaque de névralgie.

Je ne veux certes point tirer aucune conclusion de ce rapprochement de faits, mais je le constate avec la seule pensée qu'au début, ce phénomène initial, loin de faire rejeter toute idée d'anévrisme circonscrit ou diffus, doit au contraire, se présentant quelquefois dans l'un et l'autre cas, intervenir dans l'esprit du chirurgien comme élément de diagnostic.

En dehors de ce fait initial, les symptômes que présente le malade sont bien confus et bien peu caractéristiques. La tension inflammatoire, l'œdême du membre, cette sensation particulière de choc transmis : voilà à peu près les seules manifestations de la maladie, en y ajoutant aussi les douleurs vives intermittentes que le malade appelle des crises. La main ne perçoit aucune pulsation, aucun battement, et par suite l'oreille n'est point attirée pour venir donner la preuve d'un phénomène qui ne se manifeste pas. Aussi la concentration du chirurgien se porte sur la probabilité naturelle, sur la possibilité vraisemblable : le phlegmon ayant pour origine un caillot sanguin.

Telle fut, je l'avoue, l'erreur qui a été commise et partagée par les médecins qui ont suivi les phénomènes symptômatiques de l'affection, et pour mon compte j'en fais l'aveu sans la moindre hésitation.

L'infaillibilité ne saurait nullement nous appartenir, et je crois qu'il faut sans regret l'abandonner au pédantisme orgueilleux ou à l'ignorance grossière.

La confusion dans les cas de ce genre n'est pas du reste un fait exceptionnel et voici comment s'exprime à ce sujet M. Léon LE FORT :

« Il est des cas où l'anévrisme diffus enflammé peut facilement
« être confondu avec un phlegmon diffus. La confusion est d'au-
« tant plus facile que sous l'influence de la tension inflamma-
« toire, les battements sont plus difficilement perçus. Dans ce
« cas, l'étude attentive des commémoratifs, en montrant que la
« tuméfaction a précédé plus ou moins longtemps la rougeur et la
« chaleur de la partie pourront mettre sur la voie du diagnostic.
« Si une erreur était commise, il faudrait évacuer le liquide bru-
« nâtre mélangé de caillots ramollis qui remplit la poche ; mais
« ne procéder à cette évacuation qu'après s'être assuré contre
« l'hémorrhagie, en comprimant l'artère. Cette évacuation de-
« vrait surtout n'être faite qu'avec une grande réserve et ne pas
« être poussée trop loin ; car il peut se faire que des caillots so-
« lides oblitèrent l'ouverture de communication, remplissent mê-
« me la partie de la poche la plus voisine de l'artère et que la
« suppuration ne se soit emparée que d'un diverticulum de la
« tumeur. Dans ce cas, l'ouverture faite par le chirurgien, bien
« que due à une erreur de diagnostic, pourrait amener la gué-
« rison en permettant l'issue des caillots ramollis, ayant les
« inconvénients d'un corps étranger et en ne laissant dans la
« cavité anévrismale que des parties susceptibles d'un certain
« degré d'organisation. » (*)

Voilà qui explique mieux que je ne saurais le faire quelles pou-
vaient être les conséquences de notre erreur de diagnostic.

Mais en dehors de ces faits, il y a des considérations scientifiques d'un ordre plus élevé sur lesquelles je désire appeler votre
attention.

Je veux parler des caillots sanguins et de leur condition physio-
logique et pathologique dans l'anévrisme diffus. Cette étude me
semble d'une importance très-grande ; car, lorsque des théories

(*) Loc. cit.

plus ou moins ingénieuses viennent demander aux faits leur affirmation ou leur infirmation, ces faits, quelque minimes qu'ils paraissent, deviennent d'une grande valeur.

La révélation nécropsique met hors de doute qu'il s'agit ici d'un cas d'anévrisme diffus véritablement primitif et non pas consécutif ; il n'a jamais existé de sac anévrismal rompu, par la seule raison que nous n'avons pas trouvé la moindre trace de sac anévrismal, — l'artère est rompue, il y a un caillot fibrineux, résistant, lisse en dedans, irrégulier en dehors ; mais ce n'est pas là à coup sûr un sac anévrismal.

Si nous nous reportons maintenant aux théories, nous nous trouvons, relativement aux conditions des caillots sanguins, en présence d'opinions divergentes et demandant chacune à s'étayer sur des faits.

Sans entrer dans de grands détails et sans vouloir dépasser les limites que je me suis fixées, je vais chercher avec vous à quelle théorie notre cas apporte le bénéfice de son appui.

L'irlandais BELLINGAM, et après lui, M. BROCA qui a poussé très-loin l'étude des anévrismes, ont formulé d'une manière très-nette et très-absolue, la physiologie pathologique des anévrismes.

Pour M. BROCA, il n'existe que deux sortes de caillots sanguins: les caillots actifs ou fibrineux qui se forment sous l'influence vitale, et les caillots passifs qui se produisent lorsque le sang cesse d'obéir aux lois de la vie ; d'après la théorie de M. BROCA, il ne pourrait se former de caillots fibrineux stratifiés dans les anévrismes diffus, et, pour cet auteur, on ne doit guère rencontrer des caillots durs blanchâtres, d'apparence fibrineuse, que dans les anévrismes diffus consécutifs, et c'est surtout dans le sac anévrismal rompu qu'on trouvera cette espèce de caillots.

Cette théorie absolue de M. BROCA qui admet seulement qu'un caillot soit primitivement actif ou passif, et qui ne veut pas qu'un caillot passif ou fibrineux-globulaire puisse se transformer en caillot actif, c'est-à-dire entièrement fibrineux, a trouvé des contradicteurs, et M. RICHET a établi récemment, au contraire, (*) que les caillots fibrineux sont primitivement fibrino-globulaires, en un mot, que les caillots dits actifs ne sont pas primitifs et qu'ils résultent de la transformation des caillots passifs. Et, suivant lui, cette transformation peut s'opérer, bien que ces caillots soient ou non séparés de la circulation artérielle et il attribue cette même transformation à un travail inflammatoire qui se passe dans l'anévrisme.

Voilà une théorie bien opposée à celle de BROCA.—Mais ce n'est pas tout ; et M. Léon LE FORT, n'acceptant entièrement ni l'une ni l'autre, résume ainsi son opinion dans son très-remarquable travail sur l'anévrisme. (**)

« Les caillots fibrineux sont le résultat de la transformation des
« caillots mous ; cette transformation ne peut avoir lieu que si la
« communication entre l'artère et le sac persiste ; que si la circu-
« lation se fait, mais d'une manière intermittente ou du moins ra-
« lentie, dans l'artère qui porte l'anévrisme ; et, toutes les fois
« que le sang, coagulé ou non, que renferme l'anévrisme cessera
« d'être en communication directe avec la circulation artérielle,
« il ne se produira que des caillots incapables de devenir exclusi-
« vement fibrineux et de devenir aussi les agents de la guérison
« radicale. »

Le cas qui nous occupe ne me paraît convenir en aucune façon à la théorie de M. BROCA, bien au contraire, il l'infirme radicalement, car le caillot qui existe au niveau de la rupture artérielle est bien évidemment de nature fibrineuse et c'est un produit de transformation.

(*) *Dictionnaire de Médecine et de Chirurgie pratiques,* art. Anévrisme.
(**) Loc. cit.

Restent l'opinion de M. RICHET et celle de M. Léon LE FORT.

En admettant, avec le premier de ces auteurs, l'influence d'une inflammation subaigue, comme nécessaire à la modification des caillots fibrino-globulaires, il ne me paraît pas évident que, dans le cas présent, cette inflammation doive se manifester surtout au niveau de la rupture artérielle et non aussi bien à la circonférence ou aux anfractuosités de la cavité anévrismale, par conséquent je ne vois pas non plus pourquoi cette transformation en caillot fibrineux existe seulement là où est la rupture anévrismale, et non ailleurs.

Dans l'opinion de M. LE FORT, au contraire, il n'est plus seulement question que de la circulation sanguine elle-même et de ses différentes conditions, comme éléments indispensables et nécessaires à la transformation des caillots sanguins, et il me semble que, dans le cas actuel, la théorie et le fait marchent de pair.

En effet, comment se passe la circulation :

« Le sang anévrismal, dit M. LE FORT, qui se trouve aux environs
« de l'ouverture de communication, se renouvelle à chaque dias-
« tole et rentre dans l'artère pendant sa systole ; celui qui en est
« éloigné, celui qui se trouve, en quelque sorte, refoulé dans les
« culs-de-sac intra-musculaires, dans des poches secondaires
« plus ou moins spacieuses, mais ne communiquant avec celle
« qui avoisine l'artère que par des orifices, des trajets, des sinus
« plus ou moins étroits, est à peine soumis à un mouvement d'os-
« cillation, et quelquefois, souvent même, il est complètement
« soustrait à toute influence cardiaque ou artérielle, il stagne
» comme le sang d'un kyste hématique, d'une hématocèle.

« Dans ces conditions, il doit se coaguler, et, en effet, il se
« coagule. »

Chez notre malade, en effet, que s'est-il passé ?

Sous une influence particulière, l'artère tibio-péronière se rompt;
le sang artériel trouve tout d'abord, d'un côté, une barrière à son
épanchement et à son extravasation — aponévroses profondes —
et de l'autre, une issue encore facile par les vaisseaux eux-mêmes ;
il n'y a donc primitivement qu'un épanchement peu considérable.
Mais la perméabilité des vaisseaux devient peu à peu plus diffici-
le, le sang ne pouvant plus dès-lors obéir aux lois ordinaires de
mouvement qui lui sont nécessaires, devient stationnaire, et la
coagulation commence. L'action incessante de la circulation amène
de nouvelles quantités de liquide ; mais les obstacles au retour
sont de plus en plus difficiles, le sang se cherche une voie ; l'aponévrose, cédant à cette force puissante, s'éraille, se déchire ;
nouvelle stagnation et nouveau coagulum. Chaque coagulation
devient à son tour une barrière que le sang contourne pour aller
au-delà, et c'est ainsi que, peu à peu, une cavité considérable
s'est formée, entièrement remplie, *non de sang liquide, mais de
sang coagulé.*

La transformation de ce sang coagulé, et l'évolution de ces
caillots fibrino-globulaires en caillots fibrineux, telle que la con-
çoit M. Léon LE FORT, trouve aussi son explication dans le cas
actuel.

Dans le principe, en effet, la circulation chez notre malade
n'est point interrompue ; elle se ralentit évidemment, peut quelquefois même, et suivant les positions, être *momentanément* interrompue, mais elle ne l'est jamais *complètement.* Dans ces
conditions, la transformation est possible, l'évolution du coagulum se fait, il se condense, durcit, se décolore, en un mot devient
fibrineux.

Cette transformation, une fois commencée au niveau même de la
rupture artérielle, le sang trouvant alors devant lui une barrière,

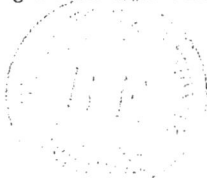

se déplace, et au lieu de poursuivre son cours vers la partie inférieure du membre, se dirige latéralement. Le caillot fibrineux transformé augmente de volume et sous la puissance d'action du sang artériel, la compression est telle que le bout artériel inférieur non seulement cesse d'être perméable, mais encore s'oblitère complètement à son ouverture supérieure et se soude intimement aux tissus voisins.

Dès lors, les conditions de la circulation sanguine vont changer, et, dès ce moment, qui pourrait se rapprocher de celui où la menturation du membre semblait dénoter une légère diminution de volume, les choses ne vont plus se passer de la même façon.

Le sang fait-il encore irruption et comme une trouée au-delà du coagulum déjà formé ; ce sang épanché vient exercer une compression énergique de la portion coagulée, non plus seulement à la partie déclive où les vaisseaux sont promptement devenus imperméables, mais bien à la partie supérieure. Alors la circulation est totalement interrompue. Le sang stagnant se coagule, mais ne subit aucune transformation et le coagulum reste fibrino-globulaire.

Chaque irruption, chaque poussée nouvelle amène les mêmes résultats, c'est-à-dire séparation complète de la circulation artérielle.

Et dans ce cas, il y a coagulation, mais non transformation en caillot fibrineux.

C'est pourquoi, pendant la vie, le trocart explorateur ne nous a fait rencontrer, chez notre malade, que des caillots sanguins peu consistants et nullement du sang liquide, l'instrument étant arrêté par la portion fibrineuse, voisine de l'artère, portion résistante et transformée.

Et c'est pour cela aussi qu'à l'autopsie nous avons trouvé à la partie excentrique, superficielle de la cavité anévrismale des caillots fibrino-globulaires, passifs si l'on veut, noirâtres, plus ou moins ramollis et dans les parties profondes au contraire, c'est-à-dire plus rapprochées de la circulation artérielle, le caillot sanguin modifié ; et, là où le sérum du sang a pu être résorbé par les parties voisines et permettre l'évolution du coagulum, sa condensation, son durcissement, sa décoloration, en un mot, sa transformation complète, nous avons trouvé des caillots fibrineux.

Il resterait, pour compléter cette étude, bien des points encore à mettre en lumière, et entr'autres la rupture artérielle, et l'affection athéromateuse qui l'a sans doute occasionnée ; mais je ne puis donner à ce travail des limites indéfinies, et en vous soumettant ce cas, qui m'a paru remarquable, il n'était ni en ma volonté ni en mon pouvoir d'embrasser l'histoire entière des anévrismes ; je désirais seulement apporter une faible contribution à l'étude des anévrismes diffus primitifs.

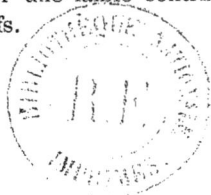

La Rochelle, le 6 Janvier 1869.

TYP. Z. DROUINEAU.

Rupture Artérielle.—Anévrisme diffus du tronc tibio-péronier.

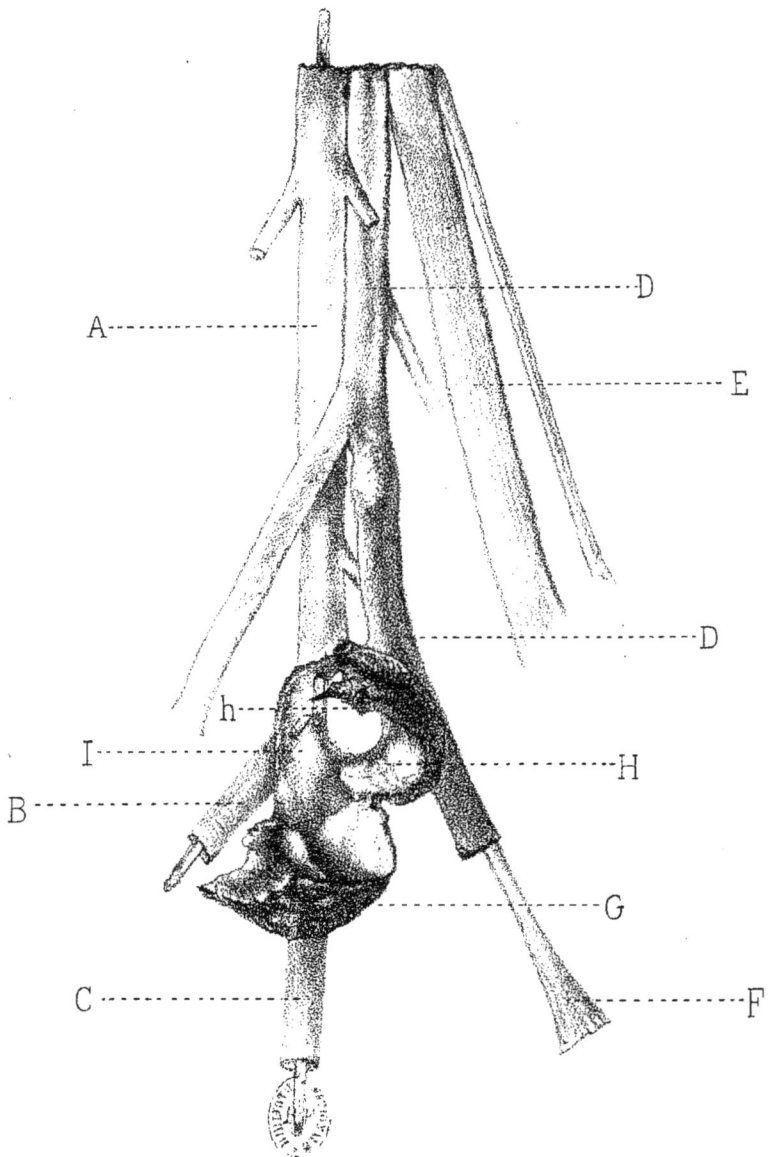

A	Artère poplitée	F		Aponévrose
B	Artère tibiale antérieure	G	{	Caillot fibrineux
C	Tronc tibio-péronnier	H	{	Caillot fibrineux
D	Veine poplitée	h		Extrémité libre
E	Nerfs.	I		Membrane fibreuse

www.ingramcontent.com/pod-product-compliance
Lightning Source LLC
Chambersburg PA
CBHW060518200326
41520CB00017B/5089